HISTOIRE

DE

L'Épidémie de Variole

DE MONTIGNY-SUR-AUBE,

par

LE DOCTEUR LAMBERT,

Médecin à Montigny-sur-Aube.

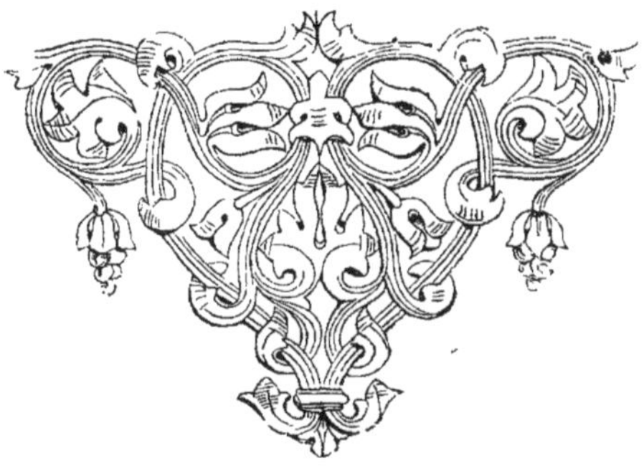

A PARIS, CHEZ JUST ROUVIER,

A MARSEILLE, CHEZ J.-I. IMBERT, 58, PETIT-SAINT-JEAN.

A MONTIGNY, CHEZ L'AUTEUR.

1842.

HISTOIRE

DE

L'ÉPIDÉMIE VARIOLIQUE

DE MONTIGNY-SUR-AUBE,

ADRESSÉE A M. BOURÉE,

DOCTEUR EN MÉDECINE,

CONSERVATEUR DU DEPÔT DE VACCIN, MEDECIN EN CHEF DE L'HÔPITAL DE CHATILLON, ETC.,

par

J.-C.-H. LAMBERT,

DES AUGES (LANGRES),

DOCTEUR-MEDECIN A MONTIGNY-SUR-AUBE, VACCINATEUR CANTONNAL, ANCIEN PROFESSEUR DE L'UNIVERSITE ;
REDACTEUR CORRESPONDANT DE LA LANCETTE, DU COURRIER ;
AUTEUR DE DIVERS MÉMOIRES ACADEMIQUES, ETC.

In variolis curatio morborum ita instituenda est uti
haberetur si variolæ non adessent.

CotUGNO.

Διαιτήμασί τε χρήσομαι ἐπ' ωφελείη χαμνόντων,
κατά δύναμιν καί χρίσιν ἐμήν.

ΙΠΠΟΚΡΑΤΟΥΣ ΟΡΚΟΣ.

A PARIS, CHEZ JUST ROUVIER,

A MARSEILLE, CHEZ J.-I. IMBERT, 58, PETIT-SAINT-JEAN.

A MONTIGNY, CHEZ L'AUTEUR.

1842.

DIJON,
Imprimerie de Duvollet-Brugnot.

J'ai l'honneur de vous adresser le rapport que vous m'avez demandé sur l'épidémie variolique qui vient de régner à Montigny, et dans quelques communes de mon canton. En vous faisant attendre cette relation, j'espérais vous communiquer des faits nouveaux; mais non, malgré mes investigations et l'esprit de contemplation le plus avide, je n'ai à vous présenter que de la pathologie vulgaire. Cependant, en songeant que toutes les illustrations de notre noble profession, se sont formées dans l'étude des faits pathologiques les plus simples, que depuis le philosophe de Cós jusqu'à l'auteur immortel des phlegmasies chroniques, tous nos grands maîtres sont descendus en eux-mêmes pour découvrir quelque enseignement déduit de leurs observations, j'ai osé croire aussi que la série des faits que j'ai l'honneur de vous soumettre ne devait être perdue ni pour la science, ni pour mon enseignement; j'ai donc tâché de glaner quelques formules scientifiques dans les nombreuses phénoménisations sous lesquelles j'ai pu, si je puis dire, surprendre la nature; ces formules, j'aime à l'espérer, seront accueillies avec bienveillance par un ami de la vraie science. Mes rapports avec vous, Monsieur, m'ont trop prouvé la vérité de cette pensée, pour peu que je ne compte pas avec quelque confiance sur votre indulgence, sur votre intérêt.

A la question d'épidémie que je viens traiter devant vous, en est annexée une autre, bien plus attrayante, plus neuve, celle des revaccinations; il est important que tous, nous mettions la main l'œuvre pour la résoudre; mais comme toutes les questions médicales sont compliquées de leur nature, et que jamais la loi qu'on cherche ne se présente sans une masse de questions de second ordre, je présume que cette loi ne pourra résulter que d'un nombre considérable de faits bien étudiés, bien suivis; j'ai donc pensé que je ne pouvais mieux faire qu'en me précipitant de tout mon esprit sur ce terrain nouveau; je le parcours, l'étudie en tout sens; je tâcherai de l'exploiter de façon que la sainte cause de l'humanité y trouve quelque profit, et la science quelques indications de plus : tel est le seul salaire que je demande à mes peines.

J'ai visité les écoles, j'y ai trouvé beaucoup d'enfants qui n'offraient pas le cachet d'une vraie vaccine, j'ai dû les revacciner ; j'ai déjà trois cent cinquante revaccinations assez exactement observées; je vous en enverrai le tableau quand toutes mes opérations seront terminées. Je ne compte pas celles d'un officier de santé du voisinage, qui a été pour moi un auxiliaire actif, zélé. Je l'en remercie.

Enfin, je suis satisfait de mes efforts, car les revaccinations semblent m'offrir déjà la solution de plusieurs questions graves. Puissent-elles, réunies aux vôtres, devenir les éléments du travail pour la perfection duquel l'Institut a offert depuis long-temps une récompense qui témoigne de la haute portée du sujet (1)!!

Je suis, etc.

Lambert.

Montigny, 24 mars 1842.

(1) Ce prix est de vingt mille francs.

Je joins à cette lettre la réponse de **M.** Bourée; elle sera précieuse aux praticiens qui savent apprécier la longue et savante expérience de ce médecin distingué.

Monsieur et honoré Confrère,

J'ai l'honneur de vous retourner votre mémoire sur l'épidémie variolique de Montigny; je l'ai lu avec autant de profit que d'intérêt; il décèle un esprit remarquable d'observation, joint à des connaissances solides et étendues.

Votre étiologie de la maladie me parait inattaquable et rentre dans mes convictions, qui sont que la variole ne s'est jamais manifestée spontanément, mais qu'elle a toujours été le produit d'une contagion, soit médiate, soit immédiate, l'infection pouvant même remonter à une époque de beaucoup antérieure à l'explosion de la maladie. Dans une autre hypothèse, le rôle que vous semblez attribuer au cow-pox de pouvoir donner lieu à la varioloïde, ne peut soutenir un examen sévère, car jamais le cow-pox n'a produit qu'une éruption locale, c'est-à-dire une véritable éruption vaccinale, qui ne peut être transmise que par voie d'inoculation ; au reste, cette idée est ingénieuse, et on peut y donner suite sans inconvénient.

Témoin d'une épidémie variolique développée sur une assez large échelle, je vois avec plaisir que les conséquences que j'ai tirées de mes observations, soit sur la marche et le caractère de l'épidémie, soit sur le résultat des vaccinations, sont, à peu de chose près, conformes aux vôtres ; cependant nous différons sur quelques points secondaires, que les bornes d'une lettre ne me permettent pas de déduire.

Je joins à mon envoi celui des tableaux, etc... (1).

Recevez.

Bourée.

(1) Ces tableaux ont trait aux états sémestriels que les vaccinateurs cantonnaux doivent adresser au conservateur de leur arrondissement. Cette explication m'amène à quelques détails sur le service des vaccinations et des épidémies dans le département de la Côte-d'Or. J'ignore de quelle manière l'organisation de ce service a lieu dans le reste de la France; mais l'administration de Dijon l'a établi d'une manière si remarquable dès 1819, que je ne crains pas de la citer à la reconnaissance des habitants du département. L'Allemagne, je l'avoue, est arrivée à une plus grande perfection que nous, même sous ce rapport (voy. le rapport du docteur Roger au ministre de l'instruction publique, sur *l'Organisation de la Médecine en Allemagne*); mais avec quelques efforts nous l'aurons bientôt surpassée. M. Girardin, préfet de Dijon, voulant coordonner les instructions ministérielles et les circulaires de ses prédécesseurs, a pris, le 1er septembre 1819, un arrêté en conseil général, pour assurer le service régulier des vaccinations de la Côte-d'Or. Cet arrêté, trop peu répandu aujourd'hui, se compose de soixante-douze articles; en voici la base : Un directeur responsable du service de la vaccination dans le département est institué à Dijon; un conservateur est nommé dans chaque arrondissement. Celui-ci délègue dans chaque canton un médecin qui reçoit un brevet visé du préfet, du directeur et du conservateur : c'est à ce vaccinateur cantonnal que sont confiées exclusivement les vaccinations de telles ou telles communes désignées dans le brevet; une correspondance active règne entre ces divers agents. L'administration a prévu toutes les mesures qui pouvaient faciliter au vaccinateur cantonnal sa mission, quelquefois bien pénible. Ainsi MM. les maires, les curés, les instituteurs, ont tous chacun une part dans ses actes de philanthropie, en accomplissant les obligations que leur trace l'arrêté de M. Girardin. Enfin le vaccinateur cantonnal obtient soit des communes, soit du département, une indemnité de 1 fr. pour chaque vaccination. Cette indemnité doit être visée du maire, du vaccinateur, de l'instituteur, du directeur, du conservateur, etc. De cette organisation, enfin, il résulte qu'on est assuré que tous les enfants sont vaccinés : les écoles, le catéchisme sont interdits à ceux qui ne le sont pas. Ici je dois, avec tous mes collègues, déclarer que sérieusement l'indemnité de 1 fr. est insuffisante *aujourd'hui ;* elle le paraîtra d'autant plus que souvent pour trois ou quatre vaccinations nous sommes obligés de faire trois ou quatre fois le voyage de localités éloignées de plusieurs lieues de notre habitation. De toutes les communes dont je suis chargé, je n'en connais qu'une qui refusât d'élever cette partie de son budget. Cette commune est Gevrôle, qui, l'une des plus riches du département, a réduit de 20 à 10 fr. son allocation pour vaccination, et elle a, terme moyen, vingt ou vingt-cinq enfants à vacciner chaque année; il faudra même que, si je tiens à mes honoraires cette année, le département lui fasse une aumône ! ! Quant au service des épidémies, il repose sur la même hiérarchie : seulement les honoraires médicaux sont rétribués par le département, ainsi que les médicaments fournis aux indigents.

AVANT-PROPOS.

Il est dans les instincts de la nature humaine, toutes les fois qu'un
fléau vient la frapper, de recourir au merveilleux pour trouver une rai-
son suffisante du mal qui l'atteint; si le fléau continue ses désastres ,
l'imagination des plus ardents s'enflamme, cherche des interprétations,
l'empirisme et l'ignorance apparaissent, des préjugés absurdes s'accré-
ditent, et bientôt l'erreur, la sottise , l'effervescence populaire, ne re-
connaissent plus de limite. Depuis l'épidémie d'Athènes jusqu'à celle de
1832 , ces tendances se sont révélées sous des formes diverses , et ont
toujours été pour le vrai médecin un élément de plus à combattre.

J'imagine en effet que l'épidémie de Montigny ait été aussi cruelle
que celle de Marseille en 1828 , j'aurais eu à détruire les terreurs que
semait quelqu'influence sinistre de la localité, à renverser les idées que
chacun croyait devoir se former sur la thérapeutique la plus convenable; enfin , j'aurais dû réfuter les doctrines que des gens dépourvus de
toute espèce de philosophie médicale ne manquent jamais de répandre
par des motifs qu'on n'ose pas même soupçonner. Qui croirait, par

exemple, qu'au début de l'épidémie, ayant préconisé le seul préservatif de la variole, j'ai été accusé d'en favoriser le développement!! Qui croirait encore que le peuple était convaincu que les saignées faisaient avorter les pustules, et que j'ai eu à lutter long-temps contre l'auteur de pareilles sottises!! Il est facile, dans une épidémie grave, d'accomplir le serment d'Hippocrate ; pour le vrai médecin, la conscience d'un devoir sacré glorieusement rempli est un mobile bien suffisant; mais je doute qu'il lui faille moins de courage quand dans une épidémie, même bénigne, il veut triompher d'une part de la maladie elle-même, et de l'autre des erreurs répandues dans la foule et accréditées, *non par des ontologistes, mais des empiriques sincères.* Il faut, dans ces circonstances, que toutes les intelligences s'associent dans l'intérêt de l'humanité; Voltaire, d'Alembert, le savant de la Condamine, ne poursuivaient-ils pas l'ignorance et le fanatisme pendant que tous les médecins propageaient le bienfait de la célèbre lady Wortley de Montagu, aussi recommandable dans les fastes de l'humanité que Jenner, l'auteur de la plus admirable découverte de 1798 ?

Que conclure de cette position toute spéciale du médecin dans les grandes épidémies, dans les épidémies bénignes et dans les conditions ordinaires de sa profession? Il serait intéressant, sans doute, de rechercher d'abord la cause philosophique des perturbations qu'un grand désastre jette dans les esprits ; mais n'envisageons que le médecin : dans les trois états où je le suppose, je le vois tantôt en lutte avec les éléments, tantôt défiant la mort sous toutes ses formes, usant rapidement sa vie, faisant le bien, portant toujours, enfin, l'étendard de la civilisation, sur lequel Hippocrate a écrit cette sublime devise : ἰητρὸς φιλόσοφος ἰσόθεος, maxime divine dont le médecin doit tenter toute sa vie de mériter l'application. Or, si cette excellence de la médecine est vraie, si le médecin philosophe est l'égal des dieux, le vrai médecin ne doit-il pas diviniser son art, sa science, par le dévoûment et la bienfaisance ?

Je comprends maintenant que l'antique et savante Egypte ait décerné à ses médecins une dignité toute sacerdotale; je comprends mieux encore l'indignité du médecin qui ignore que l'Egypte représentait la science sous la forme d'une jeune fille demi-nue, demi-voilée. Si depuis cette époque bien des ténèbres scientifiques n'existent plus, devons-nous oublier que chaque disciple d'Hippocrate est obligé d'apporter son grain de sable au monument que ce demi-dieu a fondé? Soyons prêts à voler à la conquête de cet atòme scientifique au péril de notre vie, s'il le faut, et l'ombre de notre grand maître nous dira : C'est bien!! Cette voix vaudra bien les trésors et les opulences de la terre! Peut-être quelque voix amie dira-t-elle de nous plus tard : ἰητρὸς φιλόσοφος ἰσόθεος.

HISTOIRE

DE

L'ÉPIDÉMIE VARIOLIQUE

DE MONTIGNY-SUR-AUBE.

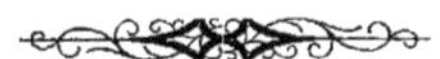

L'épidémie dont je me propose de faire l'histoire a éclaté à Montigny au mois de novembre 1841. — D'abord sporadique, elle est bientôt devenue épidémique comme, du reste, toutes les maladies contagieuses qui se manifestent quelque part; de Montigny, l'épidémie s'est déclarée à Veuxaulles, où depuis l'invasion jusqu'à présent il n'a existé que vingt-un cas prononcés; car je ne regarde pas comme dépendances de l'épidémie une foule de roséoles, de miliaires, d'éruptions vagues qui, émanant peut-être du même génie médical, n'appartenaient cependant par aucune affinité sensible au genre pustules que j'ai à étudier; je ne sache pas que l'épidémie existe ailleurs, quoique plusieurs honorés confrères m'aient demandé du vaccin pour les communes voisines dont la vaccination ne m'est pas confiée. Quelle est l'étiologie de cette affection? Je l'ai cherchée long-temps; j'y réfléchis chaque jour, et je déclare n'être arrivé qu'à une solution conjecturale. Cependant si je ne puis en démontrer la filiation, j'en comprends hypothétiquement l'origine. Voici mon opinion un peu diffuse, mais malgré moi.

La maladie dont il s'agit régnait à Châtillon depuis un an; et, chose remarquable, dans les localités intermédiaires aucun cas n'avait apparu, quand, le 12 novembre 1841, je fus appelé par la femme Vincent Poléon, de Montigny. Cette malade, vingt-trois ans, enceinte de six mois, vaccinée, non variolée, m'accusa des lassitudes spontanées , un mal de reins intense, pas de frisson initial, pas de ptyalisme, ni coryza, ni épiphora, rien vers l'estomac , rien vers les poumons, céphalalgie médiocre, pouls 110. — Diagnostic : — fièvre fugace avec réserve d'une affection exanthémateuse, — pédiluves, — bourrache miellée, clystères émollients. — Je continue l'histoire de ce fait curieux. Mon diagnostic réservé s'expliquera d'autant mieux, que le même jour j'avais été appelé près de Mlle Alix Bouchu (six ans), malade de la veille, et présentant les mêmes symptômes que la femme Poléon; seulement j'appris que Mlle Bouchu avait été soumise, pendant quelque temps, aux influences d'un foyer morbilleux , et qu'elle n'avait pas encore été atteinte de la rougeole. Ces causes occasionnelles durent donc me rendre très-réservé, puisque la femme Poléon, éprouvant les mêmes phénomènes , n'avait pu se trouver dans les mêmes conditions qu'Alix... J'attendis..., et après deux jours d'expectation la scène avait changé; j'avais été surpris de l'identité des prodrômes, et les deux sujets devaient cependant avoir chacun une affection diverse; ni l'un ni l'autre ne présentait cette concométance phlegmasique des muqueuses qui existe toujours dans les fièvres éruptives. Je dus alors me rappeler que si toutes les maladies sont l'effet de la vie , la nature les agrandit ou les rapetisse à son gré, d'après les lois mystérieuses que le vrai médecin doit toujours interroger, observer , formuler. Chez ma petite malade, j'observai le troisième jour des taches rouges qui, se joignant peu à peu les unes aux autres par une auréole inflammatoire, ne me laissèrent plus de doute sur l'entité essentielle de cette affection. — L'autre sujet offrait de petites élevures à la surface muqueuse labiale, et une légère teinte rougeâtre à la région frontale; réaction organique vive de part et d'autre. Les caractères différentiels étaient donc déjà assez prononcés chez mes deux malades pour que je dusse reconnaître le groupe et la variété du groupe de l'une et l'autre affections. Ici j'avais affaire à l'ordre des exanthèmes, à la classe des morbilli, à la variété que Willan appelle *Rubeola sine catarrho.* Là j'avais affaire à l'ordre des pustules à la variété varioloïde; je ne voulais pas voir dans ce fait une exception à la règle de préservation; j'ajouterai varioloïde confluente, le sujet ayant une réaction vive , des élevures très-rapprochées à la surface interne des lèvres. Quel traitement devais-je préférer? Dans l'un et l'autre cas , la médecine des symptômes, évidemment; et cette thérapeutique m'a parfaitement bien réussi; seulement j'ajouterai, pour compléter le tableau de ma varioloïde, que la fièvre tomba le quatrième jour, qu'elle ne se ralluma pas lors de la suppuration, que tous les accidents se développèrent comme je l'avais écrit. Les pustules se séchèrent le huitième jour , laissant de petites croûtes brunes, cornées, lesquelles sont tombées successivement dans l'ordre de leur apparition, et permettant de voir, à la place qu'elles avaient occupée, de petites taches violacées sans presque aucune cicatrice. Je me gardai bien ici de songer à faire enlever avec violence les croûtes varioloïques, comme le fit plus tard un homme qui, au lieu d'apprendre son concile de Trente, pousse l'enthousiasme pour les aphorismes de Stool au point d'oser arracher, déchirer jusqu'au sang, les produits pathologiques de la varioloïde! L'inappétence, les saburres, avaient disparu dès le huitième jour; j'ajoutai donc sur mes notes : Varioloïde très-bénigne. — Boissons acidules froides. — Guérison complète le 4 décembre.

A partir de ce moment, mes pronostics furent très-mitigés : le génie de la maladie était fort doux, la constitution médicale bénigne; je prévoyais que si, à Paris, je n ai jamais vu que des varioles sporadiques, il n'en serait pas de même ici, et qu'un cas de varioloïde étant établi, j'aurais une série interminable de varioles, de variolettes, de varioloïde, de petite vérole, de varicelle, de fièvres même varioleuses. Cette prévision fut exacte; je dus donc prévenir plusieurs instituteurs que je vaccinerais. Mais des circonstances indépendantes de ma volonté m'ayant empêché de vacciner les enfants, le mal suivit son cours. Du reste, à quoi bon les vaccinations dans cette circonstance? Je n'ignorais pas, d'une part, les expériences de Lafont-Gouzi, de Toulouse ; de Dugat, d'O-range ; de Favart, de Marseille; j'avais suivi attentivement les discussions de l'Académie du 7, du 14, du 21 et du 29 mai 1841. La parole de M. Gaulthier de Claubry, dont je connais le caractère de véracité, était mon *criterium*. Je ne vaccinai pas, 1° parce que je savais que jamais la variole n'atteint les enfants au-dessous de quatre ans ; que je n'avais à vacciner que vingt-huit enfants au-dessous de deux ans, et que dans la terrible épidémie de Marseille, en 1828, il n'y eut pas un seul sujet au-dessous de trois ans atteint de l'épidémie; qu'enfin l'Académie a adopté cette doctrine préconisée par M. Husson. Je ne juge pas ici la conduite du vaccinateur du roi de Rome, ni de l'exilé de Kirchberg : médecin du peuple, j'ai dû faire une médecine populaire.

Devais-je donc insister sur les vaccinations? Alors c'était une révolution à faire avec violence; je ne voulais pas établir un conflit médical. Je ne vaccinai pas, parce qu'enfin mon très digne prédécesseur, M. Léon Bourée, justement rémunéré, ne m'avait rien laissé à faire. Dus-je me repentir de ma manière de voir ? Les faits l'ont prouvé... Un seul enfant est mort pendant l'épidémie, mais cet enfant avait continué à recevoir la mamelle aride de sa mère *varioloïdée;* il avait sucé le poison, et il a succombé à une asphyxie plutôt qu'à une variole.

Je m'arrête ici pour revenir à la question philosophique qui domine tous les faits que j'ai à exposer : Y a-t-il eu spontanéité ou transmission de la maladie dans ces deux cas que je viens de mentionner? Voilà une question grave, pour la solution de laquelle j'appelle tous mes souvenirs. Pas de difficulté d'abord pour le cas de rougeole : la cause éloignée, la cause prochaine, la cause efficiente, la cause prédisposante, tout est là, tout est connu. Mais pour le cas de varioloïde, où est l'agent? où est le virus? où est la cause? où est enfin la contagion? Il faut la trouver, puisqu'elle existe. Elle existe, car la spontanéité est une pure assertion. Si cette maladie n'existe dans nos climats que depuis mille ans, et que jamais elle n'a éclaté sans contagion, et qu'enfin il est manifeste que la rougeole, la scarlatine, la variole, ont été importées, la spontanéité, du reste, suppose une altération spécifique organique sans spécificité : donc la spontanéité est une erreur. Cependant la femme Poléon, enceinte de six mois, n'avait pas été exposée à un foyer d'infection ; elle n'avait quitté son habitation que pour aller à Veuxaulles (un demi-kilom.) voir une de ses parentes, cinq jours avant sa maladie. Comment donc expliquer la maladie? Où donc trouver la contagion, le rapport de cause à effet, l'identité spécifique des maladies pustuleuses qui en ont émané, des maladies enfin qui, aujourd'hui comme au dixième siècle, ont la fatale propriété, lorsqu'elles existent sans modification, de décimer l'espèce humaine, de la mutiler ? Enfin, pourquoi la femme Poléon a-t-elle eu une varioloïde plutôt que la variole, que la varicelle, que la fièvre varioleuse ? Quel eût dû être le diagnostic du plus incommensurable médecin, par exemple, si Alix Bouchu avait habité la même maison que la femme Poléon, et que celle-ci n'eût éprouvé que les accidents prodrômiques que j'ai signalés ? N'aurait-il pas dû écrire *morbilli sine morbillis*. En effet, avant d'aller plus loin, je dois produire ma doctrine. Pour moi, le produit de la fièvre éruptive n'est qu'un symptôme ; là je vois toujours une altération des liquides et du sang en particulier, altération qui peut exister sans le signe qui en donne la certitude. Tenir ce langage, c'est reproduire les doctrines que j'ai défendues avec ténacité contre le professeur Bouillaud, à savoir que la lésion des plaques de Peyer et des glandes de Brunner ne sont qu'un symptôme de la fièvre typhoïde, et que cette fièvre peut exister sans lésion aucune. Eh bien ! le médecin philosophe que j'imagine se serait trompé en basant son diagnostic sur l'identité de la phénoménisation morbide entre Alix et la femme Poléon! Il y a là autre chose qu'une phénoménisation partielle, il y a une pathologie ou un groupe de la pathologie tout entière. Donc, vouloir expliquer tous les faits, ce serait attaquer les causes premières; vouloir synthétiser les phénomènes dont il s'agit, ce serait vouloir rendre la science absolue : ce qui ne sera jamais. Mais pour arriver à une solution plausible de certains faits, il faut s'adresser à un ordre de preuves tout récent, aux analogies : c'est à elles que je dois donc recourir; je les expose sous forme de principe, pour abréger mon récit :

1° L'hydrophobie peut avoir une incubation de dix ou de vingt ans (Dubois).

2° Les fièvres graves peuvent ne faire explosion que plusieurs mois après l'action des agents qui les ont produites (Dubois d'Amiens).

3° Les croûtes varioleuses à l'état de poussière atmosphérique peuvent produire la variole (Chomel).

4° La syphilis peut produire des accidents secondaires et tertiaires quarante ans après l'infection (tous les syphilographes).

5° Le choléra, la grippe, la peste d'Orient, la fièvre jaune, peuvent éclater simultanément à des distances considérables.

6° Le pollen des plantes dioïques peut porter la fécondation loin de leur *habitat.*

7° Le genre culex transmet à plusieurs générations la fécondation de la copulation primitive.

Or, si tous ces faits sont positifs, et si, partant de la même puissance, ils peuvent se formuler par la même loi, trouvera-t-on étrange que le vrai médecin, qui doit aussi être poète, en étudiant le pus et tous les produits morbides de la pathologie, puisse supposer que la femme Poléon, en contact médiat ou immédiat avec une personne qui eût séjourné à Châtillon, foyer primitif de la maladie, ait reçu de cette personne la transmission miasmatique de la variole? Enfin, pourra-t-on l'accuser d'hérésie scientifique, s'il affirme que l'atmosphère a été ou a pu être le seul véhicule de la contagion.

Maintenant, j'ai une opinion plus spécieuse à émettre. J'imagine que l'une et l'autre de ces causes soit fausse, et que je sois obligé de chercher mon étiologie ailleurs, ne pourrais-je pas me placer sur un terrain plus inconnu? Pour moi, il est démontré que le cow-pox est commun dans nos campagnes (1). Les médecins généralement ne sont pas appelés pour les accidents qu'il produit, et ces faits sont inaperçus; or, plusieurs cas de cow-pox ayant existé à Montigny aux mois d'octobre et de novembre, avec des accidents réactionnels assez violents, du moins d'après ce que j'ai appris depuis cette époque, il ne me

(1) Des renseignements positifs m'ont fait reconnaître trois cas de vaccine primitive à Montigny par transmission du cow-pox.

répugne pas d'admettre que le rapport qui existe entre le cow-pox chez la vache et la vaccine chez l'homme peut se modifier, dégénérer même et produire la varioloïde chez des sujets vaccinés... Voilà une question neuve que je suivrai avec passion... Je la vérifierai toutes les fois que je le pourrai. Mais après tout, pourquoi supposer que le vaccin primitif, retrouvé en Bretagne il y a quelques années, ensuite à Paris, enfin près de moi l'an passé par M. Saunois, serait excessivement rare? Si le cow-pox est une maladie de la vache, il doit se présenter, au contraire, souvent... J'ai regretté amèrement et je regrette de n'avoir pu observer ces faits curieux, qui m'ont été signalés trop tard... Enfin, c'est un avis pour tous mes confrères. Je sais que la vaccine est toujours une éruption locale; cependant j'ai trouvé, à Lignerolles, un enfant de quinze ans, qui, huit jours après sa vaccination, a eu une éruption générale que le vaccinateur de cette époque a appelée fausse vaccine. L'instituteur, homme plein d'intelligence, m'a déclaré avec beaucoup d'ingénuité qu'ayant visité cet enfant pendant cette éruption générale, il avait regardé cette maladie comme l'effet de la vaccination! Ce serait là un fait bien insolite, que sembleraient, du reste, corroborer quelques faits analogues notés par le professeur Trousseau. Je n'affirme rien, sans doute; mais il n'est pas impossible que plus tard cette hypothèse acquière de la valeur. J'ajouterai que cet enfant ne porte ni stigmate de variole, ni de vaccine, et qu'il a plusieurs fois été réfractaire au vaccin. Lui seul, dans le village, a eu une éruption de ce genre.

La question étiologique discutée, je vais exposer à grands traits le type de l'épidémie tel que je l'ai observé au début, et tel que je viens de le méditer aujourd'hui même 14 mars, sur la jeune fille Rigolet, de Veuxaulles, vaccinée il y a huit jours sans succès, et variolée aujourd'hui. Je n'ai qu'à décrire plusieurs cas les plus intéressants, et mon devoir sera accompli.

PREMIÈRE OBSERVATION.

Variole discrète.

Célénine Vincent, dix-neuf ans, non vaccinée, non variolée, brune, grande, nez et lèvres un peu épaisses, habitant la même maison que sa sœur varioloïdée, fut prise d'une variole discrète, que je combattis par l'hygiène de Sydenham; guérison le 20 décembre; l'affection avait commencé le 4.

DEUXIÈME OBSERVATION.

Variole confluente chez un sujet vacciné.

Copin, tailleur, vacciné, non variolé, vingt-quatre ans, brun, santé habituelle parfaite, éprouve, le 29 novembre, tous les phénomènes précurseurs de la variole; le 30, peau brûlante, pouls 140, fort, soif vive, douleurs contuses dans le dos et dans les lombes, congestion cerébrale, face vultueuse. — Saignée de 500 grammes, boissons délayantes, sirop diacode pour la nuit; le lendemain quelques phénomènes hypostatiques au poumon droit, phlegmasie viscérale nulle, nouvelle saignée; le 2 décembre, pouls 80, éruption facile, marche de la maladie normale, fièvre de suppuration vingt-quatre heures; l'ouverture des pustules donne issue à un pus jaunâtre, variole classique enfin, cicatricules profondes au menton.

TROISIÈME OBSERVATION.

Varioloïde discrète.

Madame Fromentin, modiste, quarante-deux ans, pléthorique, vaccinée, non variolée, réclame mes soins le 2 décembre; pouls fort, dur, peu fréquent; face vultueuse. — Expectation; le 4 décembre, éruption de trente à quarante pustules qui ne l'empêchent pas de vaquer à ses occupations.

QUATRIÈME OBSERVATION.

Varioloïde confluente grave.

M..., femme Michel, nourrice non variolée, mais vaccinée, a du délire le 30 novembre, offre tout le cortége des phénomènes précurseurs de la variole, vomissements au début, douleurs lombaires, courbature, céphalalgie, face rouge, injectée. — Saignée copieuse, syncope pendant la saignée; le délire cesse, thérapeutique expectante; guérison franche le 12 (1).

(1) Voilà l'histoire des cinq premiers malades atteints de la variole, je déclare donc qu'il est faux et absurde qu'un médecin étranger soit venu fixer ma thérapeutique; j'appelle ridicule le zélateur qui, après avoir fait détrousser les passants, crie au voleur! Mais si j'ai pu m'abstenir de récrimination jusqu'à présent, je dois encore aujourd'hui me contenter pour réponse de la brutalité des faits que j'expose.

CINQUIÈME OBSERVATION.

Variole.— Mort le huitième jour.

Achille Michel, six mois, nourrisson de la malade, sujet de l'observation précédente, fut pris de variole confluente au commencement de la convalescence de sa mère; tout se passa bien jusqu'au huitième jour, c'est-à-dire à l'époque formidable de la fièvre de suppuration. Mort par asphyxie le 20 décembre 1841.

SIXIÈME OBSERVATION.

Varioloïde très confluente, bénigne.

Jean Chazal, vingt-cinq ans, tempérament athlétique, chaudronnier, m'appelle le quatrième jour de son éruption; apyrexie complète, langue à peu près physiologique. — Eau de pruneaux, tisanne gommeuse, lait coupé; l'éruption se fit sans douleur, et, huit jours après, la convalescence était franche. (Ce malade m'a avoué depuis sa guérison qu'il n'avait pas cessé de boire du vin pendant même la période d'acuité.)

SEPTIÈME OBSERVATION.

Varicelle pustuleuse globuleuse.

Mme R..., vingt-cinq ans, vaccinée, tempérament bilioso-nerveux, vives douleurs lombaires, pouls 130, céphalalgie. — Saignée, douze onces; syncope, vomissements fréquents pendant vingt-quatre heures, feuilles d'orangers, clyst., tête de pavots; trois jours après, les vésicules se flétrissent, n'offrant qu'une sérosité visqueuse; quelques vésicules ressemblent à des pustules avec une forme globuleuse.

HUITIÈME OBSERVATION.

Varicelle pustuleuse conoïde.

M. R...., trente-cinq ans, vacciné, non variolé, tempérament sanguin pléthorique, maux de reins, apyrexie, céphalalgie médiocre, temporisation; le lendemain, quelques élevures cutanées à forme furonculeuse; alimentation convenable (1).

(1) Je connais peu de tempéraments mieux caractérisés que celui de M. Robichon; cependant je ne

NEUVIÈME OBSERVATION.

Variole confluente.

Jean Piard, douze ans, lymphathique, non vacciné, courbature, prostration pendant quatre jours. — Soins hygiéniques. M. le docteur Collin vint visiter ce malade avec moi, le neuvième jour; le pus avait une odeur *sui generis* caractéristique, la variole était confluente; elle marcha sans complication.

DIXIÈME OBSERVATION.

Varicelle très discrète.

Marguerite Jobert, cuisinière, fièvre ardente, absence de douleurs lombaires, face vultueuse. — Saignée, dix onces; le lendemain apparition de huit ou dix vésicules.

ONZIÉME OBSERVATION.

Varicelle locale furonculeuse.

Ch. Bertrand, âgé de sept ans, avait joué comme à l'ordinaire le 16 janvier, quand il accusa, le 21, à sa mère, un mal de tête intense. Je le visitai le lendemain, et je trouvai sur sa poitrine, au niveau des cinquièmes côtes, plusieurs boutons, qu'on aurait pu prendre pour des furoncles sous une autre constitution médicale. Cependant un examen attentif m'en fit reconnaître les différences; le lendemain, la fièvre avait disparu, et peu à peu l'enfant reprit sa gaîté.

DOUZIÈME OBSERVATION.

Variole confluente.

Le 25 février 1841, je vaccinai les deux filles Rigolet, âgées l'une de qua-

j'ai pas saigné. Les motifs de ma conduite sont faciles à déduire : s'il suffisait de connaître une maladie pour la traiter, je resterais chez moi et j'enverrais un domestique saigner, purger, tonifier, etc., selon le système que j'aurais adopté. Malheureusement il est quelques malades pour lesquels la médecine n'est autre chose que la formule de Molière : *saignare, purgare, resaignare, repurgare*. En effet, quelques membres de la famille ne comprenaient pas que je n'eusse pas saigné le malade dont il s'agit. La doctrine de la médecine physiologique a donc dans le peuple même, des racines qui ne se perdront qu'avec le temps.

torze ans et l'autre de huit : chez celle-ci, le vaccin ne réussit pas, et le 4 mars je constatai chez elle tous les prodrômes de la variole... Aujourd'hui 14 mars, l'enfant a toujours une salivation abondante, une cécité complète, mais la maladie marche bien ; l'enfant demande à manger et dit qu'elle voudrait bien courir avec ses camarades lorsqu'elle les entend dans la rue.

J'ai omis à dessein, dans ces diverses observations, une foule de détails pathologiques étrangers à mon but; j'ai voulu rassembler au hasard plusieurs faits propres à faire connaître le génie médical d'abord, et l'innocuité parfaite de la maladie. Cependant, semblable à cet oiseau néfaste dont parle le Dante, courait çà et là un alarmiste qui, par cela seul qu'interprète de la science je disais : La maladie est bénigne, criait : Elle est terrible, et on l'écoutait! Il semblait n'exister que pour crier partout *tartarea tromba rimbomba.*

Cependant ma parole a prévalu : car, le 18 mars, la femme Bernard, atteinte de la varioloïde, n'a réclamé qu'une fois mes soins, et, persuadée de l'innocuité de son affection, elle a été son propre médecin *jusqu'à complète guérison.*

L'observateur superficiel sera étonné peut-être que je prenne une voix aussi solennelle pour une maladie que j'avoue avoir été sans danger. Mais à cet observateur je dirai : Si les maladies les plus simples, en temps ordinaire, peuvent prendre à l'état épidémique un caractère foudroyant, soit au début, soit au déclin, soit à la période d'état, et si la variole de Montigny a été sans danger jusqu'à ce jour, c'est à la bénignité de la constitution médicale que nous le devons, et nous ne pouvions savoir si au lieu d'un seul cas de mort nous n'en aurions pas pu avoir cent... car, après tout, il y a là un το θεῖον que nous ne pouvons analyser... N'a-t-on jamais vu la rougeole et la scarlatine décimer les populations ? N'a-t-on jamais vu la variole tuer subitement ceux qu'elle attaquait? M. Rostan ne pourrait-il pas vous affirmer que deux varioleux, couchés successivement au n° 4, salle des hommes (1838), succombèrent, l'un pour avoir été saigné, l'autre peut-être pour ne l'avoir pas été? J'ai noté ces deux faits et je les reproduis. Etudier la nature dans ses actes les plus simples, ou dans ses phénomènes les plus composés, est donc également l'attribution du médecin, et c'est ici qu'avec saint Augustin on peut dire : *Deus ita artifex magnus in magnis ut minor non sit in parvis.* (Civ. Dei, xi, xxii.) Ainsi, le médecin admire, étudie également avec enthousiasme la divinité dans ses douceurs et dans ses fureurs; et puisque j'ai invoqué l'autorité de l'évêque d'Hip-

pone, je ne puis résister au plaisir de citer cette belle poésie du même auteur :
Mirantur aliqui œtitudines montium, ingentes fluctus maris, altissimus lapsus flu-
minum et gyros siderum, relinquunt se ipsos nec mirantur. (De Civ. Dei.)

Il faut maintenant que j'établisse le traitement qui m'a paru le plus rationnel dans cette épidémie. L'exposé de mes observations me laisse peu à ajou-
ter : car je crois avoir prouvé par des faits les cas où il fallait avoir recours
aux saignées ; je les ai employées lorsque la peau était chaude, halitueuse,
le pouls fréquent, la soif ardente, les douleurs lombaires violentes ; j'adoptai
enfin la méthode de Cirac et de Bouillaud : je n'eus jamais, sur plus de soixante
cas, à employer les sangsues une seule fois. Je ne pus songer aux topiques abortifs
de la variole, aucun de mes malades ne voulut adopter cette méthode ; je négli-
geai également les mercuriaux à l'intérieur, tant vantés par les auteurs du dix-
septième siècle ; je ne pus cautériser les pustules, soit d'après la doctrine de
M. Serres ou celle de Velpeau ; je n'eus recours que cinq fois aux lavements
d'eau de savon ; j'ai rejeté les vomitifs que le génie épidémique n'autorisait
pas ; les révulsifs ne furent pas exigés, les toniques inutiles ; les narcotiques
furent associés une fois seulement, d'après Mondières. à l'albumine ; la saison
ne permettait pas les bains recommandés par Piorry ; enfin, je fis la médecine
de Sydenham, et un seul malade succomba. Cependant je fus violemment accusé ! Par qui ? La nullité la plus rustique est donc juge de la valeur scientifique la mieux intentionnée ! *Horresco referens !* Mais je suis historien ! Il serait curieux, sans doute, de chercher les rapports qui peuvent exister entre
la fièvre typhoïde qui vient de régner épidémiquement à Voulaines ; la fièvre
miliaire que, médecin consultant, j'ai observée à Chaumont ; les pneumonies,
les scarlatines de l'hôpital des enfants, à Paris, et les maladies qui viennent
de régner à Montigny et à Veuxaulles. Mais ces rapprochements m'écarteraient
de mon sujet : car, pour compléter mon récit, j'ai encore à mentionner plusieurs faits graves. La variole avait cessé à Veuxaulles le 22 mars, et ce
village semblait affranchi de toute espèce de fléau quand, le 23, je fus appelé
près de Bastien Piard, enfant de trois ans, malade depuis quarante-huit heures ;
toux de petit chien, voix de coq, aphonie quelques heures après ma visite.
— Sangsues, vomitifs, synapismes, vésicatoires. Mort le 25. Le 26, appelé, à
sept heures du matin, près de Cité Paul, deux ans : toux striduleuse, crou-
pale, rentrante ; pouls dur, fréquent ; asphyxie imminente, sangsues, ipéca, etc.
Mort à onze heures. Le même jour, appelé près de cinq sujets offrant les
mêmes symptômes, je fus effrayé, et j'en dus prévenir le médecin des épidémies : mais par un traitement rationnel et énergique, je fus assez heureux
pour triompher de la maladie. Chose remarquable : aujourd'hui 27 mars, je

viens de visiter deux enfants de ce village, affectés de fièvre typhoïde accompagnée de tous les cortéges de cette dangereuse maladie.

Ne semble-t-il pas que la nature ait voulu engager une lutte à outrance contre nos velléités? Quel sera le résultat ultérieur de ses actes, de ses bizarres transformations dans ce village? Nous l'accompagnerons dans ses métamorphoses, nous la suivrons, nous l'étudierons et nous dirons nos conclusions; nous la combattrons avec toutes les armes possibles, et nous ferons en sorte que notre travail soit digne d'intérêt.

Quelles sont les conséquences pratiques de ce Mémoire? Je crois qu'il est permis d'en conclure :

1° La variole, la varioloïde, la varicelle et toutes leurs variétés se présentent toujours simultanément dans une épidémie variolique;

2° La varioloïde peut produire la variole et *vice versâ;*

3° Les sujets parfaitement vaccinés peuvent avoir la variole ;

4° La varicelle semble elle-même n'être qu'une variété de la variole;

5° L'extinction de la variole ne sera possible, dans nos climats, qu'après la destruction de la varioloïde et de ses variétés;

6° Chez les vaccinés, c'est tantôt la variole, tantôt la variolette, tantôt encore la varicelle qui se manifeste, selon les dispositions des sujets;

7° L'affection varioliforme est d'autant plus bénigne que les phénomènes réactionnels sont moins intenses;

8° Il est faux que la varioloïde se manifeste toujours au déclin de l'épidémie ;

9° Enfin, l'épidémie de Montigny a été très-bénigne ;

10° Pour conjurer cette maladie, qui peut, sous des influences imprévues, devenir mortelle comme on l'a vue à Marseille, il faut avoir recours aux revaccinations générales.

DES REVACCINATIONS.

Les revaccinations me paraissent aussi importantes que les vaccinations, aussi nécessaires qu'elles. Dès l'an dernier, j'avais cette conviction d'après l'expérience qui suit. A chaque série de vaccinations que je pratiquais, je me faisais sur les bras plusieurs piqûres, et, réfractaire à l'agent vaccinal pendant plus d'un mois; je fus surpris de voir se former sur mon poignet une pustule vaccinale ombiliquée magnifique; j'essayai le pus de cette pustule sur des enfants vierges de vaccine, et la vaccination fut parfaite; je me proposais de renouveler cette expérience sur une grande échelle, cette année, quand l'épidémie vint, sous ce rapport, seconder mes projets. Je prévoyais, au début de l'épidémie , que j'aurais des difficultés à vaincre pour faire adopter mon opinion : j'avais revacciné avec deux cadres de vaccin au mois de janvier; ce vaccin ne réussit pas , et une personne accrédita que les revaccinations favorisaient la maladie; enfin , ne voulant pas lutter contre les faits, cette même personne devint moins hostile contre moi. J'ai donc revacciné sans entrave, ce qui, certes, n'eût pas eu lieu il y a deux mois; mais ces détails sont insignifiants pour la science. Quoique je me propose de publier plus tard le résultat total de mes opérations , voici d'abord ce que j'ai observé depuis un mois, sur trois cent cinquante individus que j'ai vaccinés ou revaccinés; je divise ces sujets dans les groupes suivants : 1° enfants non vaccinés; 2° enfants vaccinés; 3° adultes vaccinés ; 4° adultes non vaccinés ; 5° adultes variolés ; 6° adultes non variolés ; 7° sujets au-dessus de cinquante ans.

1° Chez les enfants non vaccinés, le vaccin réussit à peu près constamment, excepté chez ceux âgés de moins de deux mois : l'épiderme est dur, l'absorption se fait mal, surtout quand ces enfants conservent encore ce duvet crasseux , qu'on pourrait leur enlever avec l'huile d'olive ou l'eau de savon; ordinairement je vaccine ces sujets avec une aiguille, et leur fais seulement, comme Jenner, deux piqûres ; rarement ce moyen échoue , surtout si on laisse l'aiguille un instant dans les chairs après l'avoir excitée par des frictions ou des ventouses sèches.

2° Les enfants vaccinés sont rebelles au vaccin jusqu'à l'âge de quinze ans, et le vaccin, dans ce cas même , ne réussit qu'à peu près une fois sur dix ; chez eux , je sature l'économie de vaccin, soit en faisant de longues mouchetures, soit en pratiquant dix-huit ou vingt piqûres. (V. le Mém. du docteur Jacq., Soc. méd. d'Anvers.)

3° A mesure qu'on s'éloigne de la quinzième année, l'organisme semble plus perméable au vaccin : de sorte qu'à vingt ans le vaccin réussit dans la proportion du tiers.

4° Les adultes non vaccinés prennent le vaccin à peu près comme les enfants ; seulement les pustules vaccinales n'apparaissent quelquefois qu'au bout de vingt-cinq jours. Mlle Sansonnet est une preuve de cette assertion.

5° Les adultes variolés y sont réfractaires, d'après, du moins, mes expériences (1).

6° Chez les adultes non variolés, le vaccin réussit huit fois sur douze, sinon à la première, mais à la seconde, à la troisième, à la dixième revaccination; je me suis revacciné quinze fois.

(1) Jean Leboi , variolé, m'a offert, depuis que ce Memoire est écrit, un très beau vaccin !!

7° Le vaccin ne s'absorbe pas chez les sujets au-dessus de cinquante ans , soit variolés ou non variolés , soit vaccinés ou non : tel est du moins le résultat de quatre faits (1).

Maintenant il est une remarque importante à faire : les revaccinations ont deux aspects, deux caractères bien différents ; tantôt on trouve, le huitième jour, une pustule furonculeuse à sommet noir, gangréneux , avec une auréole rouge, vive, ardente, phlegmoneuse ; le douzième jour , la croûte tombe et l'inflammation tombe peu à peu. L'autre caractère des revaccinations est celui de la vaccination de l'enfance : le fluide vaccinal est visqueux, limpide, et peut servir à revacciner des sujets vierges. Mme Noblot m'a fourni un vaccin qui a très bien réussi sur des enfants ; M. Verpy, quarante-quatre ans, m'en a donné pour deux sujets, qui eux-mêmes m'en ont fourni pour d'autres, et toujours ce vaccin a produit son effet. Le premier caractère est celui du faux vaccin ; le deuxième, du vaccin légitime.

Que conclure de ces faits , que je me propose de développer , du reste, dans un mémoire à part ?

1° Que les revaccinations peuvent n'être pas nécessaires au-dessous de quinze ans ;

2° Que, sans affirmer que les revaccinations légitimes préservent de la varicelle, leur identité avec le premier vaccin doit faire penser qu'elles ont les mêmes propriétés préservatives que ce vaccin ;

3° Que le premier vaccin est usé au bout de douze ou quinze ans, peut-être vingt ans ;

4° Que la bénignité des épidémies varioliques ou varioliformes peut être due à une certaine quantité de propriétés vaccinales qui impose à l'économie une modification spécifique ;

5° Que les revaccinations doivent être conseillées aussi puissamment que les vaccinations aux sujets qui ont franchi leur dix-huitième année ;

6° Que ces revaccinations étant un acte d'innovation essentiellement philantropique , doivent être pratiquées gratuitement, sauf les honoraires rétribués par les départements ou les communes, d'après des bases convenables ;

7° Que si les revaccinations offrent la solution de quelques questions importantes, elles doivent être encore long-temps étudiées en France pour qu'on arrive à un corps de doctrines bien tranchées.

Montigny, le 24 mars 1842.

Lambert.

(1) Je dois modifier cette proposition , car Mme Girod , cinquante-trois ans, vaccinée à douze ans, m'a offert un second vaccin magnifique.

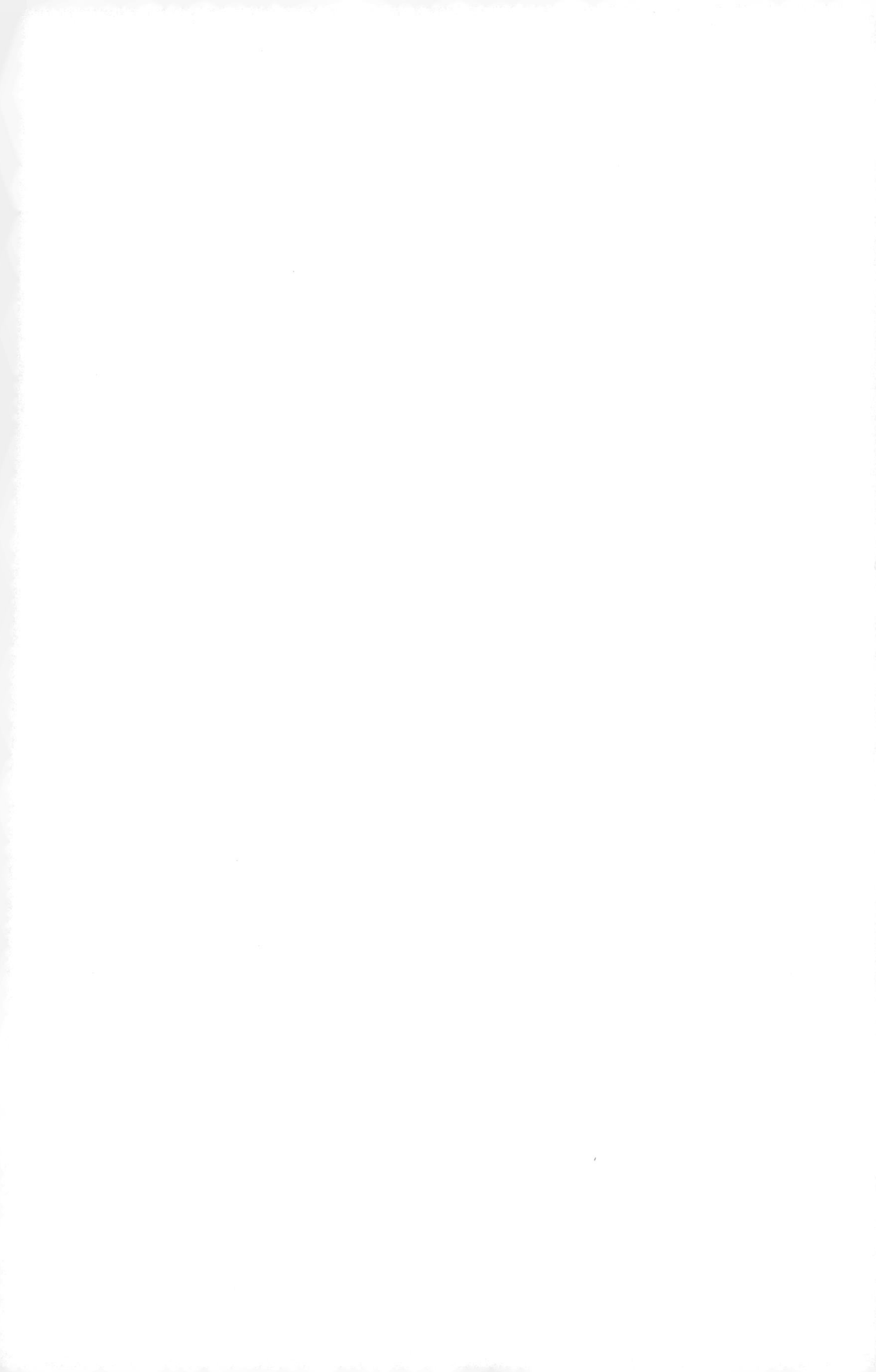